Renate Sültz & Uwe H. Sültz

Ernährungstagebuch
Ernährungsplan
XXL

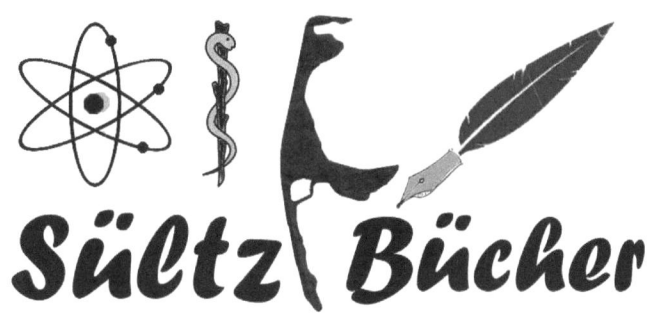

BoD - Books on Demand

Norderstedt 2018

Bibliografische Information durch die Deutsche Nationalbibliothek

Die Deutsche Nationalbibliothek verzeichnet diese Publikation in der Deutschen Nationalbibliografie; detaillierte bibliografische Daten sind im Internet über http://dnb.dnb.de abrufbar.

Herstellung und Verlag:

BoD – Books on Demand, Norderstedt

ISBN 9-78374-6-09381-9

Um Ihre Ernährungssituation beurteilen zu können, kann es für Sie und Ihren behandelnden Arzt hilfreich sein, ein Ernährungstagebuch zu führen.

Notieren Sie in diesem Ernährungstagebuch was Sie essen und trinken. Notieren Sie dies, wenn möglich, direkt nachdem Sie gegessen oder getrunken haben. Abends kann man sich vielleicht nicht mehr an alles erinnern. Halten Sie auch Ihre Lieblingsspeisen fest und welche Lebensmittel Ihnen gut bekommen sind. Selbstverständlich sollten Sie auch das notieren, was Ihnen nicht bekommen ist und Sie Beschwerden hatten. Auf den extra großen Seiten ist Platz für bis zu 6 Monate.

Wir wünschen Ihnen eine gute Gesundheit!

Vielleicht könnten Sie auch folgende Planer/Tagebücher interessieren:

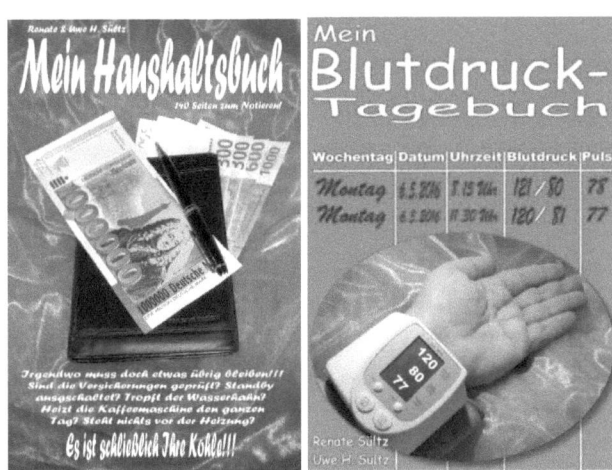 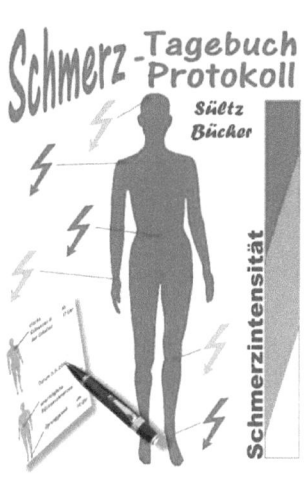

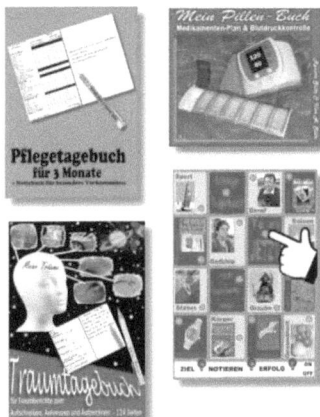

Weitere Tage- und Notizbücher sind erhältlich, wie:
Pflegetagebücher, Traumtagebücher, Medikamenten-
planer, Erfolgstagebücher, Jahreskalender, Bild-
bände, Gedichte, Kochbücher und Kurzgeschichten.

Datum:

Tageszeit:	Speisen - Was? Menge?	Getränke - Was? Wie viel?	Wo eingenommen?	Eigene Angaben:

Datum:

Tageszeit:	Speisen - Was? Menge?	Getränke - Was? Wie viel?	Wo eingenommen?	Eigene Angaben:

Datum:

Tageszeit:	Speisen - Was? Menge?	Getränke - Was? Wie viel?	Wo eingenommen?	Eigene Angaben:

Datum:

Tageszeit:	Speisen - Was? Menge?	Getränke - Was? Wie viel?	Wo eingenommen?	Eigene Angaben:

Datum:

Tageszeit:	Speisen - Was? Menge?	Getränke - Was? Wie viel?	Wo eingenommen?	Eigene Angaben:

Datum:

Tageszeit:	Speisen - Was? Menge?	Getränke - Was? Wie viel?	Wo eingenommen?	Eigene Angaben:

Datum:

Tageszeit:	Speisen - Was? Menge?	Getränke - Was? Wie viel?	Wo eingenommen?	Eigene Angaben:

Datum:

Tageszeit:	Speisen - Was? Menge?	Getränke - Was? Wie viel?	Wo eingenommen?	Eigene Angaben:

Datum:

Tageszeit:	Speisen - Was? Menge?	Getränke - Was? Wie viel?	Wo eingenommen?	Eigene Angaben:

Datum:

Tageszeit:	Speisen - Was? Menge?	Getränke - Was? Wie viel?	Wo eingenommen?	Eigene Angaben:

Datum:

Tageszeit:	Speisen - Was? Menge?	Getränke - Was? Wie viel?	Wo eingenommen?	Eigene Angaben:

Datum:

Tageszeit:	Speisen - Was? Menge?	Getränke - Was? Wie viel?	Wo eingenommen?	Eigene Angaben:

Datum:

Tageszeit:	Speisen - Was? Menge?	Getränke - Was? Wie viel?	Wo eingenommen?	Eigene Angaben:

Datum:

Tageszeit:	Speisen - Was? Menge?	Getränke - Was? Wie viel?	Wo eingenommen?	Eigene Angaben:

Datum:

Tageszeit:	Speisen - Was? Menge?	Getränke - Was? Wie viel?	Wo eingenommen?	Eigene Angaben:

Datum:

Tageszeit:	Speisen - Was? Menge?	Getränke - Was? Wie viel?	Wo eingenommen?	Eigene Angaben:

Datum:

Tageszeit:	Speisen - Was? Menge?	Getränke - Was? Wie viel?	Wo eingenommen?	Eigene Angaben:

Datum:

Tageszeit:	Speisen - Was? Menge?	Getränke - Was? Wie viel?	Wo eingenommen?	Eigene Angaben:

Datum:

Tageszeit:	Speisen - Was? Menge?	Getränke - Was? Wie viel?	Wo eingenommen?	Eigene Angaben:

Datum:

Tageszeit:	Speisen - Was? Menge?	Getränke - Was? Wie viel?	Wo eingenommen?	Eigene Angaben:

Datum:

Tageszeit:	Speisen - Was? Menge?	Getränke - Was? Wie viel?	Wo eingenommen?	Eigene Angaben:

Datum:

Tageszeit:	Speisen - Was? Menge?	Getränke - Was? Wie viel?	Wo eingenommen?	Eigene Angaben:

Datum:

Tageszeit:	Speisen - Was? Menge?	Getränke - Was? Wie viel?	Wo eingenommen?	Eigene Angaben:

Datum:

Tageszeit:	Speisen - Was? Menge?	Getränke - Was? Wie viel?	Wo eingenommen?	Eigene Angaben:

Datum:

Tageszeit:	Speisen - Was? Menge?	Getränke - Was? Wie viel?	Wo eingenommen?	Eigene Angaben:

Datum:

Tageszeit:	Speisen - Was? Menge?	Getränke - Was? Wie viel?	Wo eingenommen?	Eigene Angaben:

Datum:

Tageszeit:	Speisen - Was? Menge?	Getränke - Was? Wie viel?	Wo eingenommen?	Eigene Angaben:

Datum:

Tageszeit:	Speisen - Was? Menge?	Getränke - Was? Wie viel?	Wo eingenommen?	Eigene Angaben:

Datum:

Tageszeit:	Speisen - Was? Menge?	Getränke - Was? Wie viel?	Wo eingenommen?	Eigene Angaben:

Datum:

Tageszeit:	Speisen - Was? Menge?	Getränke - Was? Wie viel?	Wo eingenommen?	Eigene Angaben:

Datum:

Tageszeit:	Speisen - Was? Menge?	Getränke - Was? Wie viel?	Wo eingenommen?	Eigene Angaben:

Datum:

Tageszeit:	Speisen - Was? Menge?	Getränke - Was? Wie viel?	Wo eingenommen?	Eigene Angaben:

Datum:

Tageszeit:	Speisen - Was? Menge?	Getränke - Was? Wie viel?	Wo eingenommen?	Eigene Angaben:

Datum:

Tageszeit:	Speisen - Was? Menge?	Getränke - Was? Wie viel?	Wo eingenommen?	Eigene Angaben:

Datum:

Tageszeit:	Speisen - Was? Menge?	Getränke - Was? Wie viel?	Wo eingenommen?	Eigene Angaben:

Datum:

Tageszeit:	Speisen - Was? Menge?	Getränke - Was? Wie viel?	Wo eingenommen?	Eigene Angaben:

Datum:

Tageszeit:	Speisen - Was? Menge?	Getränke - Was? Wie viel?	Wo eingenommen?	Eigene Angaben:

Datum:

Tageszeit:	Speisen - Was? Menge?	Getränke - Was? Wie viel?	Wo eingenommen?	Eigene Angaben:

Datum:

Tageszeit:	Speisen - Was? Menge?	Getränke - Was? Wie viel?	Wo eingenommen?	Eigene Angaben:

Datum:

Tageszeit:	Speisen - Was? Menge?	Getränke - Was? Wie viel?	Wo eingenommen?	Eigene Angaben:

Datum:

Tageszeit:	Speisen - Was? Menge?	Getränke - Was? Wie viel?	Wo eingenommen?	Eigene Angaben:

Datum:

Tageszeit:	Speisen - Was? Menge?	Getränke - Was? Wie viel?	Wo eingenommen?	Eigene Angaben:

Datum:

Tageszeit:	Speisen - Was? Menge?	Getränke - Was? Wie viel?	Wo eingenommen?	Eigene Angaben:

Datum:

Tageszeit:	Speisen - Was? Menge?	Getränke - Was? Wie viel?	Wo eingenommen?	Eigene Angaben:

Datum:

Tageszeit:	Speisen - Was? Menge?	Getränke - Was? Wie viel?	Wo eingenommen?	Eigene Angaben:

Datum:

Tageszeit:	Speisen - Was? Menge?	Getränke - Was? Wie viel?	Wo eingenommen?	Eigene Angaben:

Datum:

Tageszeit:	Speisen - Was? Menge?	Getränke - Was? Wie viel?	Wo eingenommen?	Eigene Angaben:

Datum:

Tageszeit:	Speisen - Was? Menge?	Getränke - Was? Wie viel?	Wo eingenommen?	Eigene Angaben:

Datum:

Tageszeit:	Speisen - Was? Menge?	Getränke - Was? Wie viel?	Wo eingenommen?	Eigene Angaben:

Datum:

Tageszeit:	Speisen - Was? Menge?	Getränke - Was? Wie viel?	Wo eingenommen?	Eigene Angaben:

Datum:

Tageszeit:	Speisen - Was? Menge?	Getränke - Was? Wie viel?	Wo eingenommen?	Eigene Angaben:

Datum:

Tageszeit:	Speisen - Was? Menge?	Getränke - Was? Wie viel?	Wo eingenommen?	Eigene Angaben:

Datum:

Tageszeit:	Speisen - Was? Menge?	Getränke - Was? Wie viel?	Wo eingenommen?	Eigene Angaben:

Datum:

Tageszeit:	Speisen - Was? Menge?	Getränke - Was? Wie viel?	Wo eingenommen?	Eigene Angaben:

Datum:

Tageszeit:	Speisen - Was? Menge?	Getränke - Was? Wie viel?	Wo eingenommen?	Eigene Angaben:

Datum:

Tageszeit:	Speisen - Was? Menge?	Getränke - Was? Wie viel?	Wo eingenommen?	Eigene Angaben:

Datum:

Tageszeit:	Speisen - Was? Menge?	Getränke - Was? Wie viel?	Wo eingenommen?	Eigene Angaben:

Datum:

Tageszeit:	Speisen - Was? Menge?	Getränke - Was? Wie viel?	Wo eingenommen?	Eigene Angaben:

Datum:

Tageszeit:	Speisen - Was? Menge?	Getränke - Was? Wie viel?	Wo eingenommen?	Eigene Angaben:

Datum:

Tageszeit:	Speisen - Was? Menge?	Getränke - Was? Wie viel?	Wo eingenommen?	Eigene Angaben

Datum:

Tageszeit:	Speisen - Was? Menge?	Getränke - Was? Wie viel?	Wo eingenommen?	Eigene Angaben:

Datum:

Tageszeit:	Speisen - Was? Menge?	Getränke - Was? Wie viel?	Wo eingenommen?	Eigene Angaben:

Datum:

Tageszeit:	Speisen - Was? Menge?	Getränke - Was? Wie viel?	Wo eingenommen?	Eigene Angaben:

Datum:

Tageszeit:	Speisen - Was? Menge?	Getränke - Was? Wie viel?	Wo eingenommen?	Eigene Angaben:

Datum:

Tageszeit:	Speisen - Was? Menge?	Getränke - Was? Wie viel?	Wo eingenommen?	Eigene Angaben:

Datum:

Tageszeit:	Speisen - Was? Menge?	Getränke - Was? Wie viel?	Wo eingenommen?	Eigene Angaben:

Datum:

Tageszeit:	Speisen - Was? Menge?	Getränke - Was? Wie viel?	Wo eingenommen?	Eigene Angaben:

Datum:

Tageszeit:	Speisen - Was? Menge?	Getränke - Was? Wie viel?	Wo eingenommen?	Eigene Angaben:

Datum:

Tageszeit:	Speisen - Was? Menge?	Getränke - Was? Wie viel?	Wo eingenommen?	Eigene Angaben:

Datum:

Tageszeit:	Speisen - Was? Menge?	Getränke - Was? Wie viel?	Wo eingenommen?	Eigene Angaben:

Datum:

Tageszeit:	Speisen - Was? Menge?	Getränke - Was? Wie viel?	Wo eingenommen?	Eigene Angaben:

Datum:

Tageszeit:	Speisen - Was? Menge?	Getränke - Was? Wie viel?	Wo eingenommen?	Eigene Angaben:

Datum:

Tageszeit:	Speisen - Was? Menge?	Getränke - Was? Wie viel?	Wo eingenommen?	Eigene Angaben:

Datum:

Tageszeit:	Speisen - Was? Menge?	Getränke - Was? Wie viel?	Wo eingenommen?	Eigene Angaben:

Datum:

Tageszeit:	Speisen - Was? Menge?	Getränke - Was? Wie viel?	Wo eingenommen?	Eigene Angaben:

Datum:

Tageszeit:	Speisen - Was? Menge?	Getränke - Was? Wie viel?	Wo eingenommen?	Eigene Angaben:

Datum:

Tageszeit:	Speisen - Was? Menge?	Getränke - Was? Wie viel?	Wo eingenommen?	Eigene Angaben:

Datum:

Tageszeit:	Speisen - Was? Menge?	Getränke - Was? Wie viel?	Wo eingenommen?	Eigene Angaben:

Datum:

Tageszeit:	Speisen - Was? Menge?	Getränke - Was? Wie viel?	Wo eingenommen?	Eigene Angaben:

Datum:

Tageszeit:	Speisen - Was? Menge?	Getränke - Was? Wie viel?	Wo eingenommen?	Eigene Angaben:

Datum:

Tageszeit:	Speisen - Was? Menge?	Getränke - Was? Wie viel?	Wo eingenommen?	Eigene Angaben:

Datum:

Tageszeit:	Speisen - Was? Menge?	Getränke - Was? Wie viel?	Wo eingenommen?	Eigene Angaben:

Datum:

Tageszeit:	Speisen - Was? Menge?	Getränke - Was? Wie viel?	Wo eingenommen?	Eigene Angaben:

Datum:

Tageszeit:	Speisen - Was? Menge?	Getränke - Was? Wie viel?	Wo eingenommen?	Eigene Angaben:

Datum:

Tageszeit:	Speisen - Was? Menge?	Getränke - Was? Wie viel?	Wo eingenommen?	Eigene Angaben:

Datum:

Tageszeit:	Speisen - Was? Menge?	Getränke - Was? Wie viel?	Wo eingenommen?	Eigene Angaben:

Datum:

Tageszeit:	Speisen - Was? Menge?	Getränke - Was? Wie viel?	Wo eingenommen?	Eigene Angaben:

Datum:

Tageszeit:	Speisen - Was? Menge?	Getränke - Was? Wie viel?	Wo eingenommen?	Eigene Angaben:

Datum:

Tageszeit:	Speisen - Was? Menge?	Getränke - Was? Wie viel?	Wo eingenommen?	Eigene Angaben:

Datum:

Tageszeit:	Speisen - Was? Menge?	Getränke - Was? Wie viel?	Wo eingenommen?	Eigene Angaben:

Datum:

Tageszeit:	Speisen - Was? Menge?	Getränke - Was? Wie viel?	Wo eingenommen?	Eigene Angaben:

Datum:

Tageszeit:	Speisen - Was? Menge?	Getränke - Was? Wie viel?	Wo eingenommen?	Eigene Angaben:

Datum:

Tageszeit:	Speisen - Was? Menge?	Getränke - Was? Wie viel?	Wo eingenommen?	Eigene Angaben:

Datum:

Tageszeit:	Speisen - Was? Menge?	Getränke - Was? Wie viel?	Wo eingenommen?	Eigene Angaben:

Datum:

Tageszeit:	Speisen - Was? Menge?	Getränke - Was? Wie viel?	Wo eingenommen?	Eigene Angaben:

Datum:

Tageszeit:	Speisen - Was? Menge?	Getränke - Was? Wie viel?	Wo eingenommen?	Eigene Angaben:

Datum:

Tageszeit:	Speisen - Was? Menge?	Getränke - Was? Wie viel?	Wo eingenommen?	Eigene Angaben:

Datum:

Tageszeit:	Speisen - Was? Menge?	Getränke - Was? Wie viel?	Wo eingenommen?	Eigene Angaben:

Datum:

Tageszeit:	Speisen - Was? Menge?	Getränke - Was? Wie viel?	Wo eingenommen?	Eigene Angaben:

Datum:

Tageszeit:	Speisen - Was? Menge?	Getränke - Was? Wie viel?	Wo eingenommen?	Eigene Angaben:

Datum:

Tageszeit:	Speisen - Was? Menge?	Getränke - Was? Wie viel?	Wo eingenommen?	Eigene Angaben:

Datum:

Tageszeit:	Speisen - Was? Menge?	Getränke - Was? Wie viel?	Wo eingenommen?	Eigene Angaben:

Datum:

Tageszeit:	Speisen - Was? Menge?	Getränke - Was? Wie viel?	Wo eingenommen?	Eigene Angaben:

Datum:

Tageszeit:	Speisen - Was? Menge?	Getränke - Was? Wie viel?	Wo eingenommen?	Eigene Angaben:

Datum:

Tageszeit:	Speisen - Was? Menge?	Getränke - Was? Wie viel?	Wo eingenommen?	Eigene Angaben:

Datum:

Tageszeit:	Speisen - Was? Menge?	Getränke - Was? Wie viel?	Wo eingenommen?	Eigene Angaben:

Datum:

Tageszeit:	Speisen - Was? Menge?	Getränke - Was? Wie viel?	Wo eingenommen?	Eigene Angaben:

Datum:

Tageszeit:	Speisen - Was? Menge?	Getränke - Was? Wie viel?	Wo eingenommen?	Eigene Angaben:

Datum:

Tageszeit:	Speisen - Was? Menge?	Getränke - Was? Wie viel?	Wo eingenommen?	Eigene Angaben:

Datum:

Tageszeit:	Speisen - Was? Menge?	Getränke - Was? Wie viel?	Wo eingenommen?	Eigene Angaben:

Datum:

Tageszeit:	Speisen - Was? Menge?	Getränke - Was? Wie viel?	Wo eingenommen?	Eigene Angaben:

Datum:

Tageszeit:	Speisen - Was? Menge?	Getränke - Was? Wie viel?	Wo eingenommen?	Eigene Angaben:

Datum:

Tageszeit:	Speisen - Was? Menge?	Getränke - Was? Wie viel?	Wo eingenommen?	Eigene Angaben:

Datum:

Tageszeit:	Speisen - Was? Menge?	Getränke - Was? Wie viel?	Wo eingenommen?	Eigene Angaben: